DE

L'ORTEIL EN MARTEAU

VRAI, APPARENT ET SIMULÉ

PAR

le Dr Natalis DEBAUSSAUX

MÉDECIN-MAJOR DE PREMIÈRE CLASSE.

PARIS,

LIBRAIRIE DE LA MÉDECINE, DE LA CHIRURGIE ET DE LA PHARMACIE MILITAIRES

VICTOR ROZIER, ÉDITEUR,

26, RUE SAINT-GUILLAUME, 26,

Près le boulevard St-Germain.

1880

L'ORTEIL EN MARTEAU

VRAI, APPARENT ET SIMULÉ

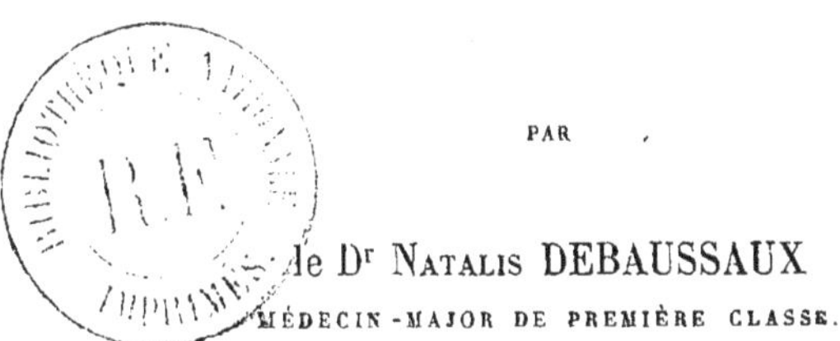

PAR

le Dʳ Natalis DEBAUSSAUX

MÉDECIN-MAJOR DE PREMIÈRE CLASSE.

PARIS,

LIBRAIRIE DE LA MÉDECINE, DE LA CHIRURGIE ET DE LA PHARMACIE MILITAIRES

VICTOR ROZIER, ÉDITEUR,

26, Rue Saint-Guillaume, 26,

Près le boulevard St-Germain.

1880

L'ORTEIL EN MARTEAU

VRAI, APPARENT ET SIMULÉ

INTRODUCTION.

« Les orteils en marteau, suivant leur degré de flexion,
« peuvent motiver l'exemption. . . . .
« . . . *marcher sur l'ongle*, implique l'exemption du ser-
« vice. » (Instruct. du 27 février 1877, p. 80),

A un degré moindre, à titre de simple incurvation des
orteils, le martellement peut justifier la désignation de l'intéressé pour le service auxiliaire non armé (même Instruction, p. 84).

L'orteil en marteau est une infirmité à laquelle la loi a
fait la part large devant les conseils de révisions « disposés,
« en général à accorder l'exemption pour des infirmités
« visibles et palpables » (même Instruction). Sans doute,
les prescriptions formulées dans l'Instruction médicale que
nous venons de rappeler ne sont pas « absolues » ; mais,
dans la pratique, et qu'on le veuille ou non, ces prescriptions auront toujours force de loi, en quelque sorte, aux
yeux des personnes étrangères à la médecine.

C'est précisément ce qui arrive dans le cas dont nous allons parler. L'orteil en marteau est une de ces infirmités « visibles et palpables » qui ont ce rare privilège d'être accueillies sans conteste.

Grâce à une dénomination qui fait image, tout le monde se croit apte à reconnaître cette difformité ; les termes de l'Instruction officielle ne laissent subsister aucun doute sur ses conséquences, que faut-il de plus? L'accord s'établit d'emblée. Le conscrit montre son orteil dévié ; marche-t-il sur l'ongle? demandent les plus entendus du conseil. Tout est là. Si, oui, plus d'objection possible, et c'est d'une voix unanime que l'exemption est prononcée.

Eh bien ! c'est à tort ; l'orteil en marteau peut être simulé, ou, pour spécifier davantage, il peut être, et il a été provoqué. C'est dans la classe des « *morbi ex industriâ excitati* » que plus d'une fois on aurait pu ranger cette infirmité si commode à exploiter jusqu'ici.

Déjà, au mois d'avril dernier, une expertise judiciaire nous avait permis d'affirmer la mutilation volontaire d'un orteil, chez un jeune soldat appelé de la classe 1878, et nous avions vu les conclusions de notre rapport confirmées par trois jugements consécutifs en mai, en juillet et en août.

Mais nous possédons mieux aujourd'hui. Un de nos collègues, M. le médecin-major de première classe Emery-Desbrousses a pu prendre ces manœuvres frauduleuses sur le fait, pour ainsi dire.

Dans ce même mois d'avril 1879 , il lui a été donné de

montrer publiquement, aux membres du conseil de révision de l'Eure, les traces visibles (et bien visibles) de deux opérations pratiquées sur des orteils pour en obtenir le martellement.

Dans un troisième cas où pareille opération était soupçonnée, plus mal servi par les circonstances, il crut devoir rester dans le doute.

Une note de M. le docteur Emery-Desbrousses, publiée dans le *Recueil de Mémoires de médecine militaire* (juillet-août 1879), a fait connaître ces trois observations, où, pour la première fois, l'existence de l'orteil en marteau provoqué est signalée avec certitude.

L'attention est appelée sur cette question.

Désormais, placé dans un conseil de révision en face d'une infirmité de ce genre, ce n'est plus à une simple constatation que devra se borner le médecin ; poussant plus loin son examen, il devra s'assurer encore qu'il n'y a point mutilation volontaire.

Grave question pour le médecin expert ! Doute-t-il ? Il impose ses hésitations au conseil tout entier, et un misérable échappe aux lois de son pays. Affirme-t-il à tort ? C'est un innocent qu'il fait frapper et flétrir par les tribunaux.

Chacun le sent, la connaissance parfaite des maladies simulées s'impose au médecin militaire, et cette obligation engage au plus haut point son honorabilité professionnelle.

Il serait inutile d'insister sur ces considérations ; on nous pardonnera de revenir sur cette question de l'orteil en marteau ; et, après les faits nouveaux qui viennent de se révéler, l'on ne s'étonnera pas si nous affirmons qu'elle réclame de nouvelles études.

Le cas soumis à notre examen était devenu pour nous le point de départ d'une série de recherches sur ce sujet ; les curieuses observations de M. Emery-Desbrousses nous ont encouragé à les poursuivre, et nous pensons que les raisons invoquées plus haut justifieront leur développement.

Avant d'entamer l'étude générale de l'orteil en marteau et des moyens de le provoquer, il nous paraît utile de rappeler brièvement les observations de M. Emery-Desbrousses, et, surtout, il nous semble indispensable de rétablir l'histoire complète du cas observé par nous-même.

Ainsi qu'il l'avoue franchement dans sa communication au Conseil de Santé, ce cas est resté douteux pour notre collègue, dont cependant personne ne récusera la compétence.

Nous espérons démontrer, en l'exposant dans son entier, que c'est bien réellement un fait positif, et qu'il convient de l'ajouter à ceux de M. Emery Desbrousses où l'évidence n'est pas discutable. Nous avons pensé que le meilleur moyen de lever tous les doutes à cet égard était de préciser tous les détails de l'observation. Ce luxe de détails, en apparence exagéré, aura ce bénéfice de nous placer au cœur même de la situation créée dans le pays par la répétition de ces manœuvres frauduleuses, et nous donnera la clef de leur origine, ainsi que leur filiation.

OBSERVATION n° 1 (Dr E. D). — Le 1er avril, dans le canton de Gaillon, un jeune homme présente le troisième orteil du pied droit fléchi, l'ongle reposant sur le sol.

En relevant la dernière phalange de l'orteil fléchi, on aperçoit une cicatrice rosée et par conséquent récente. La preuve du délit est constatée séance tenante par les membres du conseil, et le jeune homme est déféré aux tribunaux.

OBSERVATION n° 2 (Dr E. D.). — Le **3** avril, à Pont-de-l'Arche, un nouveau conscrit offre encore la disposition dite *orteil en marteau*. C'est le deuxième orteil du pied gauche qui est fléchi et l'ongle touche le sol. Cet orteil offre une plaie en suppuration ; on a tenté de faire la section du tendon de l'extenseur commun des orteils, et il existe encore, sur la face dorsale et latérale de l'orteil, une incision non cicatrisée ; il est survenu une ostéo-périostite de la deuxième phalange en même temps que la flexion.

Deuxième plainte au parquet.

L'appréciation du médecin a été fortifiée par l'enquête. Le père du jeune homme se serait engagé à faire connaître le nom de l'opérateur si on lui promettait l'acquittement de son fils.

OBSERVATION n° 3 (*Nobis*). — Au mois d'avril dernier, nous étions requis, nous troisième, par le juge d'instruction du tribunal des Andelys, à l'effet d'examiner un jeune homme de la classe 1878, soupçonné de s'être mutilé dans le but de se soustraire aux obligations militaires.

Le 24 avril 1879, nous nous rendions à cet effet en la commune de Courcelles-sur-Seine, près de Gaillon (Eure). Nous nous y rencontrions avec M. le procureur de la République près le tribunal des Andelys, M. le juge d'instruction au même siège, et nos honorables confrères MM. les docteurs Vattier, médecin en chef de l'hôpital de Vernon et Avenel, médecin en chef de l'hospice de Gisors, dont la haute situation garantissait la compétence et l'impartialité. Une enquête était commencée. L'on avait tout lieu de croire qu'on se trouvait en pré-

sence d'un cas de martellement d'orteil provoqué à l'aide du procédé
suivant : une incision était pratiquée sous l'orteil; la plaie était cauté-
risée à l'aide de sulfate de cuivre pour détruire le derme, augmenter
la surface et la profondeur de la plaie, et, surtout, pour la faire sup-
purer. L'on fixait ensuite les phalanges dans une flexion forcée à l'aide
d'une ligature. La rétraction du tissu inodulaire cicatriciel faisait le
reste et l'infirmité était créée.

Il ne s'agissait d'ailleurs pas d'un fait isolé; depuis 1851 les Comptes
rendus du recrutement avaient permis de retrouver 11 cas d'exemption
pour orteils en marteau parmi les conscrits de cette même commune de
Courcelles. Cela paraissait beaucoup. Circonstance plus significative
encore par son rapprochement : depuis 1851, le village de Courcelles-
sur-Seine qui compte 260 habitants, a fourni juste 3 soldats à l'Etat.

Des rumeurs vagues couraient le pays. On parlait à mots couverts
de la possibilité d'obtenir à volonté le martellement de l'orteil. On
citait — tout bas — les noms de gens connus pour exercer cette in-
dustrie; — des offres de services étaient souvent faites mystérieusement
aux jeunes gens et aux parents. — Les faits dataient de plus de 40 ans
et le procédé avait été importé par un soldat rentré dans ses foyers
après un long séjour dans les hôpitaux.

Ces rumeurs, enveloppées de réticences, avaient cependant fini par
arriver à la connaissance des autorités administratives et judiciaires —
On les avait d'abord repoussées comme absurdes, comme des inven-
tions acceptées ridiculement par la crédulité publique.

Puis on s'était ému de la persistance de ces bruits, l'attention était
restée en éveil, mais la preuve faisait défaut aux accusations. Enfin,
deux dénonciations précises étaient venues permettre au parquet des
Andelys d'ouvrir une enquête à fond sur ces agissements scandaleux.

Religieusement gardé jusque-là par les cauteleuses populations du
Vexin normand, le secret, transmis d'âge en âge aux conscrits, venait
d'être trahi. Non pas, on s'en doute bien, par le sentiment d'un devoir
public à remplir, mais dans un but d'intérêt personnel tout simplement; deux pères de famille, ayant leur fils compris dans le contingent de 1878, avaient signalé un jeune homme de cette classe, le
nommé C..., comme s'étant fait mutiler volontairement.

Le début de l'enquête ayant démontré que C... avait quitté la commune de Courcelles l'année précédente, — qu'il était resté absent trois
mois de la maison paternelle sans motifs valables; — qu'on l'avait vu

marcher avec difficulté et ne porter que des sabots ; — que, depuis, il ne dansait plus, une expertise médicale avait été ordonnée à l'effet de s'assurer de la réalité de la mutilation, et du bien ou mal fondé des allégations formulées contre ce jeune homme.

Les résultats de cet examen médico-légal sont consignés dans le rapport qui suit, rédigé et remis séance tenante aux magistrats instructeurs.

Nous soussignés,

Docteur Vattier (Jules-Prosper), médecin en chef de l'hôpital de Vernon; docteur Avenel (Wilfrid), médecin en chef de l'hôpital de Gisors; docteur Debaussaux (Adolphe), médecin-major de 1ʳᵉ classe au 39ᵉ de ligne, à la réquisition de M. le juge d'instruction près le tribunal de première instance des Andelys,

Nous sommes transportés en la commune de Courcelles-sur-Seine, le 24 avril 1879, à 2 heures de l'après-midi, à l'effet d'y visiter le sieur C... (Adrien-Eustache), jeune soldat appelé de la classe 1878, inscrit sous le numéro 42 de la liste du contingent du canton des Andelys (Eure) et avons procédé à des recherches ayant pour objet de constater si le nommé C... porte les traces d'une mutilation faite pour se soustraire au service militaire, et, notamment, si le second orteil du pied gauche ne paraît pas avoir été déformé au moyen d'une incision pratiquée sous ce doigt, opération suivie de l'application d'un caustique quelconque, d'une ligature ou de tout autre moyen.

Le sieur C... ayant été soumis à notre examen dans la salle de la mairie de Courcelles, en présence de M. le procureur de la République et de M. le juge d'instruction près le tribunal des Andelys, nous avons constaté les faits suivants :

1° Le second orteil du pied gauche est recourbé de telle sorte que la face dorsale de la phalangette (phalange unguéale) repose complète-ment sur le sol, et qu'en essayant de redresser cette phalangette, ap-pliquée par sa face plantaire sur la première phalange, on éprouve une résistance invincible.

2° Les doigts placés sur les parties latérales de la phalangine (pha-lange moyenne) permettent de sentir une dureté linéaire, une espèce de cordon transversal, s'étendant demi-circulairement sous toute la face plantaire de l'orteil à sa partie moyenne.

3° La vue fait reconnaître dans ce cordon transversal une ligne blanchâtre, constituée bien évidemment par une cicatrice linéaire et régulière se dirigeant obliquement d'avant en arrière et de gauche à droite.

En conséquence, nous estimons :

1° Qu'une section a été pratiquée par un instrument tranchant porté demi-circulairement et de gauche à droite sous la face plantaire du second orteil gauche, et que la rétraction du tissu cicatriciel a eu pour résultat l'infirmité présentée par le sieur C....

2° Qu'il n'est pas possible d'affirmer qu'on ait fait usage d'un caustique ou d'une ligature pour augmenter la rétraction de la cicatrice.

Le rapport médico-légal que nous venons de reproduire ne pouvait se proposer qu'un but, celui de répondre spécialement aux questions posées par M. le juge d'instruction; de plus, il exprimait l'opinion collective des trois experts et ne mentionnait que les points sur lesquels, après discussion, ils étaient tombés d'accord. Aussi ce rapport ne relatait-il pas tous les résultats fournis par l'examen du prévenu.

Nous allons le compléter en prenant sous notre responsabilité personnelle l'affirmation des faits et leur interprétation.

La cicatrice, placée sous l'orteil, perdue dans le profond sillon formé par les deux phalanges extrêmes, accolées l'une à l'autre, était plus palpable encore que visible; mais ce qui rendait sa présence indéniable, c'était son prolongement oblique sur le côté interne de la première jointure. De cette disposition de la cicatrice ressortait la preuve manifeste de l'emploi d'un instrument tranchant qui, porté de gauche à droite, par une main malhabile ou mal assurée, avait *fait queue* comme on le dit en chirurgie opératoire.

L'orteil était maintenu fléchi d'une façon tellement exagérée que C...

marchait non plus sur le bord libré de l'ongle, mais sur la face dorsale de celui-ci. On avait dépassé le but et fait mieux que nature. Aussi ne croyons-nous pas qu'une simple incision ait suffi pour obtenir une pareille rétraction des tissus; il a fallu de toute nécessité employer un caustique pour obtenir une large eschare et consécutivement, une cicatrice semblable à celle des brûlures.

Bien que C... soutînt d'un ton rogue et presque insolent que son infirmité remontait à la naissance, la saillie de l'orteil incurvé ne portait pas le durillon caractéristique qui aurait dû s'y rencontrer. Il s'était décidé trop tard à l'opération, et les frottements de la chaussure n'avaient pu encore amener leur effet accoutumé.

La saillie dorsale de l'orteil était peu marquée; la première phalange ne se redressait pas sur le métatarsien correspondant, et le tendon de l'extenseur commun ne formait pas comme une corde sous la peau.

L'aspect des articles fléchis n'était pas celui de jointures ankylosées, sèches, osseuses et anguleuses.

Pour se défendre de l'accusation de s'être mutilé, C... prétendait, nous venons de le dire, que chez lui le martellement de l'orteil était naturel, et que dans sa famille il existait des cas analogues.

A l'appui de cette assertion, il présentait son grand-père, une sœur aînée et un tout jeune frère. Le premier offrait à chacune des deux mains un doigt ankylosé par des arthrites anciennes ou par des panaris profonds. La sœur semblait atteinte de rhumatisme noueux. Quand au jeune frère il était doublement pied-bot.

Rien de tout cela ne se rapportait à une disposition congénitale de l'orteil en marteau se transmettant héréditairement, et, en tout cas, restait toujours à expliquer chez C... la présence d'une cicatrice sous l'orteil dévié.

Un fait cependant lui était bien plus favorable, mais il se gardait bien de l'invoquer et pour cause; c'était l'existence d'un orteil en marteau chez un sien cousin.

Ce cousin, jeune soldat de la classe 1876, avait été, lui, non pas exempté, mais classé dans le service auxiliaire, deux ans auparavant, pour orteil en marteau. Il était véhémentement soupçonné aussi de mutilation volontaire.

'Mandé par le juge d'instruction, et amené devant nous, il nous parut assez mal à l'aise lorsqu'il dut exhiber l'orteil en suspicion. C'était encore le deuxième orteil gauche. — A peine incurvé, flasque et trop

droit, cet orteil était élargi en massue, non plus seulement à la face
plantaire, ce qui est normal, mais dans toute son épaisseur. — Son
extrémité était boursouflée, d'une coloration rougeâtre et comme sous
le coup d'une inflammation subaigüe. — Sur les deux saillies phalan-
giennes se remarquait un double durillon épidermique à demi détaché par
ses bords. — A la face plantaire, on ne distinguait rien d'extraor-
dinaire.

C'était un terme de comparaison fort intéressant, et on peut s'ima-
giner avec quel soin nous l'avons examiné. Comme experts, nos collègues et nous, nous n'avons cru pouvoir rien conclure de l'aspect
singulier de cet orteil, mais nous devons ajouter que les assistants,
tenus à moins de réserve, n'hésitaient pas à émettre l'avis que le pa-
tient avait subi ce qu'ils appelaient la contre-opération (c'est-à-dire le
redressement de l'orteil après section préalable de la bride cicatricielle)
depuis le jour éloigné déjà où il avait paru devant le conseil de révision. — Ce qui était certain, c'était que nous n'avions véritablement
plus un orteil en marteau devant les yeux.

Nous eussions été bien désireux de contre-visiter aussi les anciens
conscrits de la commune, exemptés depuis 1851 pour orteils en marteau, et vivant encore, mais on ne crut pas pouvoir accéder à notre
désir.

Ces hommes, au nombre de huit appelés comme témoins au procès,
avaient été vus dans le cabinet de M. le juge d'instruction — l'infirmité,
nous dit-on, siégeait *chez tous au deuxième orteil du pied droit* et était
plus ou moins accentuée. — Aucun, bien entendu, n'avouait la mutilation ; la plupart d'entre eux, en gens avisés et prudents, prétendaient
même ne pas connaître le motif qui leur avait valu l'exemption, afin
de couper court à l'interrogatoire.

Quatre jours après cette visite, C... se présentait devant le conseil
de révision.

Ici nous passons la parole à M. Emery-Desbrousses.

« Le 28 avril, aux Andelys, je suis prévenu qu'un troisième jeune
« homme a également un orteil en marteau et qu'il est soupçonné de
« s'être fait mutiler volontairement.

« L'enquête est tout à fait défavorable à l'inculpé. Le conscrit en
« question se présente avec des pieds horriblement sales et noirs
« (tous les autres conscrits du canton étaient parfaitement propres).

« C'est le troisième orteil du pied droit (1) qui présente la disposition
« en marteau, et l'ongle repose sur le sol. J'examine très attentivement
« l'orteil dans tous les sens, et, dans ce cas, je suis forcé de déclarer
« que je ne vois aucune trace de cicatrice, et qu'il m'est impossible
« d'affirmer la mutilation volontaire comme dans les deux cas précé-
« dents. Malgré cette déclaration, le conseil trouve l'enquête si con-
« cluante qu'il défère également ce jeune homme aux tribunaux. »

Nous ajoutons, car ce détail a son importance, que la décision du
conseil fut ainsi formulée :

« Ajourné. — Le nommé C... serait impropre au service militaire
« pour martellement d'orteils : déféré aux tribunaux. »

Formule dubitative dont la défense devait chercher à se servir, ou-
bliant que, dans ces cas, le Parquet peut poursuivre l'affaire au nom
de la vindicte publique.

Le 24 mai 1879, C.... comparaissait devant le tribunal correctionnel
des Andelys. Appelé à faire notre déposition, nous avons pu assister
aux débats et suivre les incidents de l'audience.

Rien ne pouvait mieux renseigner sur la fréquence probable d'actes
de même genre, et sur la complicité morale, tacite et presque incons-
ciente, qui les avait couverts jusque-là.

Le maire, le garde champêtre étaient au courant de ces pratiques,
un témoin racontait que l'opération lui avait été proposée en 1876.
Personne ne pensait qu'il y eût lieu de s'en occuper autrement. Lais-
sant chacun libre de courir les chances de l'opération, chacun surtout
se réservait d'en profiter à ses risques et périls, et, s'il s'en sentait
l'énergie, de tenter à son tour l'aventure au prix d'une infirmité.
En vain le président du tribunal essaye de faire comprendre aux
autorités locales et aux témoins, quelles sont les idées d'honneur, de
devoir, de justice auxquelles ils ont failli ; c'est pour eux lettre close.
On voit qu'on les inquiète ; il est clair qu'on ne les convainc pas. Ils ne
se sentent nullement coupables ; ils ne croient pas que l'accusé le soit
beaucoup plus. Et, de fait, l'intérêt personnel seul a bien présidé à la
dénonciation ; nous l'avons dit, deux pères de famille, dont l'un est le

---

(1) M. E. D. a dû faire erreur ici en recopiant ses notes, et confondre
ses observations I et III. On a vu que chez C...., l'orteil en marteau
était le deuxième du pied gauche et non pas le troisième du pied droit.

propre cousin de C ..., et l'autre le garde champêtre, voyant leurs fils sur le point de passer de la deuxième portion du contingent dans la première si C ... était exempté, ont déclaré qu'il s'était fait mutiler.

Devant les preuves morales accumulées par le ministère public, l'avocat de C...., jeune et distingué membre du barreau de Rouen, acceptant les conclusions des experts, se borne à plaider les circonstances atténuantes en faveur de son client.

Notons que C.... a changé d'attitude et de manière; ce n'est plus le rustre que nous avons eu à examiner, ce n'est plus le paysan aux pieds dégoûtants vu par M. Emery-Desbrousses, c'est un jeune fermier posé, endimanché d'un haut chapeau et d'une redingote.

Le tribunal prononce contre C.... la peine de six mois de prison, pour mutilation en vue d'échapper au service militaire.

C.... interjeta appel, se fondant seulement sur ce point de droit : que les poursuites ne se justifiaient pas par la décision du conseil de révision. Nous avons fait remarquer que, en effet, cette décision, où ne perçait que trop l'embarras du conseil, permet des interprétations diverses.

Le 5 juillet 1879, la Cour de Rouen, adoptant les motifs des premiers juges, confirma le jugement du tribunal des Andelys.

Enfin, au mois d'août, cette même Cour, jugeant en cassation, repoussa définitivement les prétentions de C...., et rejeta le pourvoi qu'il avait formé en dernier ressort.

Les débats ayant dissipé les doutes auxquels donnaient légitimement prise les déclarations négatives du médecin attaché au conseil de révision, la preuve de la mutilation volontaire nous paraît faite dans ce cas tout comme dans les deux autres.

Nous sommes donc aujourd'hui en possession de trois faits incontestables de martellement provoqué.

De ces trois faits de simulation ressortent d'eux-mêmes les enseignements qu'on en doit tirer, et qui sont les suivants :

I. Le martellement de l'orteil peut être obtenu artificiellement par une véritable méthode opératoire.

II. Les procédés employés dans ce but sont :

a) La section d'un tendon de l'extérieur commun des orteils. L'opération est complétée par l'usage d'un bandage fléchissant les phalanges.

b) L'incision en travers et profonde de la face sous-plantaire de l'orteil. Cette incision est suivie de l'application d'un caustique dans la plaie et de l'emploi d'un bandage contentif.

Nous tenons aussi pour très possible la contre-opération à laquelle il a été fait allusion dans le cours de l'enquête de Courcelles. Le martellement de l'orteil ne reconnaissant d'autre cause dans ces cas qu'une bride rétractile , rien ne s'oppose à ce que, cette bride coupée, on ne puisse redresser l'orteil à l'aide d'une petite planchette et d'un bandage. Si même le tendon du long fléchisseur avait été atteint (c'est le seul qui puisse l'être à ce niveau) par l'escharification de la plaie, la troisième phalange n'en serait pas moins susceptible d'être rétablie dans l'axe de l'orteil, pourvu qu'on sectionnât du même coup la cicatrice et le tendon adhérent.

Reste la question de la mutilation volontaire. De ce qu'il y a infirmité réelle et traumatisme constaté, ira-t-on conclure qu'il y a mutilation volontaire? Qui ne voit de suite l'illogisme d'une telle conclusion ?

Sans les aveux du coupable, dans le cas du Pont-de-l'Arche, sans les dires des autres accusés, dires contradictoires des faits, dans les deux cas de Gaillon et des Andelys, où eût-on pris la preuve d'opérations voulues et exécutées dans un but coupable?

Les traces laissées par ces opérations ont bien permis, dans ces trois cas, aux médecins experts d'affirmer que l'infirmité en cause n'était ni congénitale, ni spontanée, qu'elle était la suite du traumatisme observé, mais rien de plus.

Mieux inspirés, nos simulateurs eussent pu invoquer un traumatisme purement accidentel, au lieu de nier ce traumatisme lui-même.

Plus savamment conseillés, ils auraient pu soutenir, non sans raison, que les cicatrices dont on se faisait une arme contre eux, loin de les accuser, témoignaient d'opérations qu'ils avaient acceptées pour se débarrasser d'une infirmité pénible.

Comme toujours quand il s'agit de mutilation volontaire, à l'enquête, à elle seule, appartient la possibilité de trancher la question.

On a vu par l'histoire de notre simulateur que, même dans le cas qui nous occupe, ce n'était pas chose irréalisable ; mais, pour qu'une enquête de ce genre ait pareille valeur, elle a besoin de cette sanction d'être appuyée de constatations médico-légales précises, de conclusions formelles des médecins experts ; elle ne saurait se passer de l'intervention médicale.

Or, le médecin ne saura répondre aux questions imprévues que soulève toute enquête, pas plus qu'il ne réussira à démêler l'imposture de la vérité dans les réponses préparées d'un simulateur ; il ne commandera la confiance, il ne démasquera la fraude, il ne confondra publiquement un simulateur, que s'il est prêt de longue date pour ce rôle spécial.

Comment acquérir les notions nécessaires à ces recher-ches, si l'on ne possède la connaissance exacte des causes, des caractères de la maladie prétextée? Où puiser les preuves d'une mutilation, si l'on ignore les moyens mis en œuvre pour réaliser la maladie provoquée?

Plus encore que lorsqu'il s'agit de maladies simplement simulées, il n'est qu'une ressource pour aborder avec succès ces difficiles problèmes où s'accumulent les inconnues : l'é-tude minutieuse de l'étiologie, la discussion des symptômes pathognomoniques.

La première nous met sur la voie des procédés des si-mulateurs; les seconds nous fournissent les éléments du diagnostic différentiel.

I.

Pour faciliter l'étude de l'orteil en marteau, il est néces-saire de remettre en mémoire ou de préciser quelques points de l'anatomie des orteils et de la physiologie de leurs mouvements.

Certains de ces détails, sur lesquels on n'insiste pas tou-jours suffisamment, sont, en effet, importants à rappeler lorsqu'on veut se rendre compte des attitudes physiologi-ques des orteils, ne pas les confondre avec leurs atti-tudes pathologiques, et saisir le mécanisme de ces der-nières.

2

Nous ne parlerons pas ici du gros orteil; il a bien aussi ses maladies, ses déviations particulières, mais elles n'appartiennent pas à notre sujet.

Nous ne nous occuperons que des orteils proprement dits.

Se plaçant à un point de vue général, philosophique, Malgaigne, a pu dire : « Les orteils semblent une représentation abrégée des doigts de la main »; mais il faut avouer qu'ils offrent néanmoins avec ceux-ci des différences notables.

Les différences sont peu sensibles sur le squelette, mais elles sont bien marquées sur le vivant.

Les orteils sont beaucoup plus courts que les doigts; ils le paraissent d'autant plus qu'ils sont comme enfouis dans la face plantaire de l'avant-pied.

Là ne s'arrêtent pas les dissemblances. Si, vus d'ensemble par leur face supérieure, les quatre derniers orteils offrent encore jusqu'à un certain point l'aspect d'une main écourtée, cette ressemblance se perd quand on descend aux détails : le deuxième orteil est plus long que les autres; il rappelle l'aspect du médius, non plus celui de l'index ; si le troisième orteil diffère assez peu du second, le quatrième s'en éloigne déjà beaucoup, et quant au cinquième, il est rudimentaire (les os des secondes phalanges des quatrième et cinquième orteils sont très petits, et l'on trouve souvent le cinquième n'ayant que deux phalanges, par fusion de la phalangine et de la phalangette).

Les orteils s'assemblent avec le métatarse sous un angle obtus, tandis que les doigts et le métacarpe s'unissent à angle aigu ; au lieu d'une saillie on a un méplat à ce niveau, et, dans la flexion des orteils, on ne compte à la face dorsale que deux saillies osseuses formées par les phalanges ployées.

Inférieurement, la ressemblance des doigts et des orteils n'existe vraiment plus. On a sous les yeux une rangée demi-circulaire de quatre tubérosités larges, épaisses, aplaties, spatulées en un mot, constituant la pulpe des orteils. Celle-ci touche seule le sol et la réunion des orteils adossés latéralement forme une gouttière, un sillon ou une espèce de voûte avec le bourrelet digito-plantaire, surtout à la partie externe.

On ne peut redresser entièrement que les deux premiers orteils ; les derniers (quand ce n'est pas tous) restent courbés en faucille. Dans ce mouvement de redressement on fait saillir les tendons des fléchisseurs ; on les voit et on les sent sous le doigt. Cette tension est proportionnelle à la courbure des orteils dans leur état libre.

La peau de cette région est blanche, assez épaisse et comme froncée en long ; on y distingue les plis transversaux dus aux mouvements phalangiens. Ces plis, le plus souvent, se réduisent à deux. Le premier, pli postérieur, pli digito-plantaire, répond, non pas à l'articulation métatarsophalangienne, comme le pli digito-palmaire répond, à la main, à la jointure métacarpienne, mais à l'articulation de la première avec la deuxième phalange.

Les plis métatarso-phalangiens manquent, comme manquait la saillie supérieure symétrique, parce que la première phalange des orteils est courte, profondément enterrée dans les chairs, et qu'elle s'articule obliquement en bas et en arrière avec son métatarsien.

Le second pli, pli antérieur, correspond aux mouvements de la troisième phalange sur la seconde.

Les plis postérieurs sont doubles, les plis antérieurs sont généralement simples ; quelquefois cependant le pli antérieur du second orteil est dédoublé. Exceptionnellement, on rencontre des sujets aux orteils longs, bien développés, chez lesquels le second orteil présente trois plis articulaires comme un doigt ; le troisième alors, prenant l'aspect ordinaire du second, offre un pli antérieur double. On voit par contre des orteils rabougris, qui n'offrent qu'un pli unique comprenant toute leur face plantaire.

A la main, le muscle extenseur commun des doigts étend la première phalange sur le métacarpe et les muscles fléchisseurs sublime et profond fléchissent les phalanges les unes sur les autres ; ils ont pour antagonistes les interosseux dorsaux et palmaires qui sont fléchisseurs des premières phalanges sur le métacarpe, et qui, renforcés dans cette action par les lombricaux, sont extenseurs des dernières phalanges les unes sur les autres.

Au pied, nous retrouvons le même antagonisme, mais les dispositions anatomiques n'étant pas entièrement semblables, cet antagonisme n'est plus aussi complet.

Les interosseux plantaires « n'aboutissent pas sur les « tendons des extenseurs, comme ceux de la main, mais se

« fixent sur les petits tubercules latéraux de l'extrémité
« postérieure des phalanges » (Cruveilhier, Paulet).

Par conséquent, les interosseux plantaires sont bien encore fléchisseurs des premières phalanges, mais ils sont in-
capables d'agir comme redresseurs des deux dernières phalanges. Normalement, statiquement, la force tonique des
fléchisseurs des orteils l'emporte sur celle des extenseurs,
car, pour contrebalancer l'action du long fléchisseur sur la
troisième phalange, l'action du court fléchisseur sur la seconde, il ne reste plus que l'action des lombricaux et des
interosseux dorsaux devenus les seuls extenseurs des deux
dernières phalanges.

Sappey, Beaunis et Bouchard vont même plus loin ; ils
n'admettent au pied, comme extenseurs de ces dernières
phalanges, que les lombricaux ; aucun des interosseux
n'envoyant, selon eux, d'expansion au tendon de l'extenseur
commun des orteils.

De là cette position naturellement infléchie en dessous
qu'affectent les orteils ; fait que Malgaigne exprime d'autre
façon, lorsqu'il remarque que les dernières phalanges
« jouissent sur les premières d'un mouvement de flexion du
« côté de la plante qui est extrêmement marqué ».

Deux des orteils sont placés dans des conditions spéciales
par rapport à la distribution des interosseux. Le deuxième
orteil possède deux interosseux dorsaux, et n'a pas d'interosseux plantaire ; si donc il dispose de deux fois autant de
puissance que ses voisins pour étendre ses phalanges les
unes sur les autres, il manque d'un fléchisseur de la pre-

mière phalange sur le métatarse; en sorte que, s'il est mieux étendu que les autres orteils, sa tendance par contre à se renverser en arrière est très accusée.

Le cinquième orteil, au contraire, ne donne insertion qu'à un seul interosseux, un interosseux plantaire, aussi est-il plus infléchi que les autres; d'autant plus infléchi, et comme enroulé, que, privé des extenseurs particuliers des dernières phalanges, il est pourvu d'un fléchisseur propre, en outre des deux fléchisseurs communs à tous les orteils.

Les orteils jouissent d'un mouvement dont on ne trouve guère qu'une ébauche artificielle aux doigts de la main, et qu'il est bon de noter ici. Lorsqu'ils reposent sur un plan solide, ils possèdent la faculté de se ployer en forme de Z renversé et permettent de cette façon à la phalangette de fixer fortement la pulpe de l'orteil sur ce plan, puis de l'y faire adhérer par un mouvement de glissement en arrière de la troisième phalange. Bien que ce mouvement puisse être volontaire, le plus souvent il se produit spontanément au contact du sol, automatiquement, comme par un réflexe physiologique destiné à maintenir l'équilibre du corps dans la station verticale ou à favoriser la progression.

Le cinquième orteil est privé de cette propriété; il s'associe cependant à l'acte de fixation du pied en s'écartant du quatrième, puis en se fléchissant et se portant en dedans pour raboter et ramasser la surface du sol par toute sa face externe. Les facteurs de ce triple mouvement d'abduction, de flexion et d'adduction sont les muscles court abducteur et court fléchisseur propres du petit orteil, puis les deux fléchisseurs communs, et, enfin, l'interosseux plantaire, agissant successivement ; l'on discerne assez exactement la part qui revient à chacun d'eux dans l'exécution du mouvement décrit ci-dessus.

Quelque chose d'analogue se passe dans le ploiement des orteils en forme de Z renversé. Les interosseux dorsaux, en raison de leur rôle d'abducteurs, écartent d'abord les orteils pour leur permettre d'élargir la base de sustentation ; les fléchisseurs, aidés des interosseux dorsaux et plantaires (car tous les interosseux sont fléchisseurs des premières phalanges), ramènent ensuite les orteils vers le sol en les courbant en arc, après avoir surmonté la faible résistance des interosseux dorsaux comme extenseurs des phalanges les unes sur les autres. Puis, tantôt volontairement, tantôt et plus fréquemment par mode réflexe, la scène change. Pendant que les interosseux et le court fléchisseur redoublent de contraction, pendant qu'ils abaissent violemment les deux dernières phalanges, le long fléchisseur, qui jusque-là avait également maintenu la phalangette énergiquement fléchie, cesse de se contracter. Subitement la phalangette cède à l'action de l'*interosseux dorsal* (1), qui, resté tendu, lui, et ne rencontrant plus l'antagonisme du long

---

(1) Nous disons ici « l'interosseux dorsal » seul ; on se rappelle que, par suite d'une disposition anatomique spéciale aux orteils, l'interosseux plantaire ne saurait agir comme extenseur des deux dernières phalanges.

fléchisseur, manifeste aussitôt la constance de son effort par le redressement de la troisième phalange (s'il faut en croire Cruveilhier, il n'a guère d'action que sur cette dernière d'ailleurs, et l'extension de la deuxième phalange dépend de l'extenseur commun). Par une saccade presque convulsive, et non pas du tout d'une façon passive, la phalangette se renverse comme à demi luxée horizontalement. Pressées contre le sol, écrasées dans cette position qui entrave et limite maintenant le jeu des fléchisseurs, phalangine et phalangette sont entraînées rapidement en arrière par l'interosseux dorsal, pendant que, tout aussi brusquement, les interosseux réunis, prenant leur point d'appui sur les phalanges fixées, les rapprochent et attirent en bas le métatarse.

Rien de semblable ne se manifestait au cinquième orteil, parce qu'il n'est pas pourvu d'un interosseux dorsal.

L'on s'explique, en revanche, pourquoi le second orteil, qui est muni de deux interosseux dorsaux, exécute si énergiquement ce mouvement de retrait des dernières phalanges.

Si les interosseux dorsaux sont les agents spéciaux de ce mouvement, celui-ci se trouve probablement facilité aussi par une certaine indépendance d'innervation du long et du court fléchisseur des orteils due à l'éloignement l'un de l'autre de ces deux muscles. Nous croyons pouvoir négliger l'action complémentaire de l'accessoire du long fléchisseur sur les tendons de ce dernier ; ce n'est qu'une action rectrice.

A l'avant-bras, où les masses musculaires des fléchisseurs sublime et profond des doigts sont voisines, on ne retrouve plus, au même degré, cette indépendance native des fléchisseurs des orteils. Pour la réaliser artificiellement il faut une certaine éducation. L'on comprend que les contractions des fléchisseurs des doigts soient presque toujours et involontairement synergiques, que la troisième phalange des doigts ne puisse être étendue facilement pendant que la seconde fait vigoureusement effort pour se fléchir, puisque ces mouvements partent de centres volitifs associés par une communauté étroite de voisinage.

II.

La définition de l'orteil en marteau n'a pas été donnée que nous sachions ; mieux encore, on n'est même pas fixé sur le nom générique qu'il convient de lui appliquer. Pour Boyer, l'orteil en marteau consiste en une « direction vicieuse ». Jarjavay et Fano reprennent plus tard cette même expression ; Percy et Laurent en parlent comme d'une « déformation des orteils ». Roche et Sanson le qualifient de « déviation » ; Blandin de « direction vicieuse », de « déviation » et de « flexion forcée » ; Pétrequin semble croire à une flexion forcée et permanente par « ankylose ». Vidal de Cassis emploie les deux termes « déviation » et « difformité » ; Malgaigne, ceux de « déformation et de « rétraction ». Nélaton y voit un « vice de conformation » consistant en une « courbure des orteils ». Richet parle de « flexion permanente ». Tillaux revient au mot « déformation ». Boisseau appelle l'orteil en marteau une « lésion » ; Emery-Desbrousses le nomme une « disposition »; les Instructions officielles l'ont rangé parmi les « difformités des pieds ».

Comme toujours, cette abondance, cette variété dans les expressions, n'est qu'une preuve du peu de précision de nos connaissances sur le fond même du sujet. Elle nous montre que chaque auteur s'est formé une idée différente de la nature et des causes de l'orteil en marteau.

Sans le définir autrement, on s'est contenté de décrire l'orteil en marteau. Quant aux causes capables de lui donner naissance, sans s'occuper beaucoup de les vérifier, on s'est borné à les énumérer comme des banalités courantes et sans importance.

Il y avait profit cependant à faire plus. Nous allons l'essayer en passant en revue dans un ordre chronologique les ouvrages didactiques où les générations médicales ont successivement puisé leurs connaissances.

Boyer est le premier qui, au commencement de ce siècle, ait consacré un chapitre spécial à ce sujet dans son *Traité des maladies chirurgicales* (2ᵉ édition, t. IV, 1818).

Sa description de l'orteil en marteau est restée classique.

Reproduite textuellement dans les Instructions (de 1845, de 1862, de 1877) ayant servi ou servant aujourd'hui encore à l'appréciation des infirmités qui rendent impropre au service militaire, elle est devenue officielle. Nous aurons l'occasion de revenir bientôt sur cette description à la fois dogmatique et légale.

Pour Boyer « cette direction vicieuse d'un ou de plu-
« sieurs orteils n'est pas le résultat de la mauvaise confor-

« mation des os qui les composent ou avec lesquels ils s'ar-
« ticulent ; elle dépend de la rétraction du muscle extenseur
« et se forme d'une manière lente et graduée. »

Il ajoute qu'un de ses clients lui a certifié que la plupart des membres de sa famille étaient atteints de martellement des orteils.

Roche et Sanson traitent longuement aussi dans leur *Pathologie médico-chirurgicale* (2ᵉ édition, 1828, t. V) des déviations des doigts et des orteils. « Ces déviations, disent-ils, sont quelquefois congéniales et quelquefois acquises. » Les premières sont rares ; elles sont dues presque toutes à un vice de développement des surfaces articulaires ; quant aux autres, ils y voient les suites de l'habitude de chaussures étroites ou l'effet de la contracture de quelques muscles :

« On voit quelquefois le tendon fléchisseur d'un orteil se
« tendre d'une manière permanente et le courber... mais,
« le plus souvent, c'est l'extenseur, et l'extenseur du troi-
« sième orteil, qui est affecté de contracture... La première
« phalange se redresse seule, tandis que les muscles fléchis-
« seurs courbent en bas la seconde et la troisième. »

Plus loin, ces auteurs ajoutent que « la déviation des
« doigts et des orteils peut être également déterminée par
« l'adhérence des tendons à la suite d'inflammation de
« leurs gaînes, ou par l'ankylose des articulations phalan-
« giennes. Dans d'autres cas, elle est due à une cicatrice
« vicieuse, suite d'un ulcère et surtout d'une brûlure. »

Dans quelques circonstances, disent-ils encore, mais, cette fois, en parlant exclusivement des doigts, la flexion permanente de ceux-ci dépend de la paralysie de l'extenseur, et ce même effet peut encore avoir lieu lorsque les tendons de ce muscle sont coupés en travers.

Il est supposable que si pareille chose n'est pas répétée à propos des orteils, c'est par pur oubli, car ces considérations leur sont évidemment applicables.

Résumons ces données étiologiques : vice de développement congénital, — pression de chaussures trop étroites, — contracture, soit du fléchisseur, soit de l'extenseur des orteils amenant un résultat identique (ce qui ne laisse pas que d'être surprenant); — paralysie de l'extenseur ou section de son tendon ; — adhérence des gaînes tendineuses ; — ankylose des phalanges; — cicatrices vicieuses par ulcère ou brûlure ; — telles étaient pour Roche et Sanson les causes multipliées pouvant donner naissance à l'orteil en marteau.

En parcourant cette longue liste, qui n'y retrouve de suite l'idée mère des deux procédés de nos simulateurs : section du tendon de l'extenseur des orteils , cicatrice vicieuse succédant à un ulcère ou à une brûlure ?

Quand on se rappelle quelle a été la vogue, au temps des doctrines broussaisiennes , de l'ouvrage de Roche et Sanson ; combien il a été répandu et que de fois on le rencontre encore un peu partout, on songe aux leçons qu'ont pu puiser à cette source des gens peu scrupuleux, mais plus ou moins frottés de médecine : médicastres, barbiers, rebouteurs, charlatans, empiriques, que sais-je ?

L'*Anatomie chirurgicale* de Velpeau (1832) passe à peu près sous silence l'orteil en marteau.

« Les chaussures trop étroites, dit Blandin, (*Traité d'A-
natomie topographique*, 2⁰ édition, 1834) déterminent souvent la flexion forcée des orteils. » — Celle-ci peut aussi
« reconnaître pour cause la rétraction de l'aponévrose plantaire. »

En 1844, Pétrequin, dans son *Anatomie médico-chirurgicale*, écrit ceci : « Le peu de mouvement des articulations
« des orteils et leur état habituel de courbure les rendent
« sujettes à l'ankylose. »

Blandin et lui croient néanmoins avec Boyer à l'influence possible de la rétraction musculaire.

Pétrequin signale la flexion permanente du second orteil
comme étant la plus fréquente, et il attribue cette fréquence à la longueur exubérante de cet orteil, qui l'expose
à être repoussé par la chaussure.

Vidal de Cassis, dans sa *Pathologie externe* (1851), s'est
borné à condenser Boyer et Roche et Sanson.

On trouve cependant dans son ouvrage la mention inté-
ressante d'un cas de renversement en haut de tous les orteils à la suite d'une brûlure profonde ; ce cas, vu par Mar-
jolin, Velpeau et lui, fut jugé au-dessus des ressources de
l'art; on se résignerait moins facilement de nos jours.

Jarjavay (*Anatomie chirurgicale*, 1854), accepte l'orteil
en marteau comme une disposition congénitale, comme un
résultat dû à l'usage de chaussures trop courtes, ou enfin
comme la suite d'une cicatrice.

Malgaigne qui, en 1855, dans son *Traité des fractures et
luxations*, avait déjà signalé les orteils comme sujets à di-

verses déformations, soit par la pression des chaussures, soit par une affection arthritique (d'après Jules Cloquet), revient plus explicitement sur ces faits dans son *Anatomie chirurgicale* (1859).

« J'ai vu, dit-il, plusieurs cas de flexion forcée des pha-
« langes des orteils ; en général, c'est le second qui en est
« affecté, et il semble que sa longueur exubérante chez cer-
« tains individus y prédispose particulièrement en le forçant
« à se replier d'une manière vicieuse dans la chaussure. »

Il combat l'opinion de A. Cooper et de Dupuytren, qui ont professé que la rétraction des orteils peut résulter de la rétraction de l'aponévrose ou des gaînes tendineuses, et fait cette déclaration : « Je n'ai jamais rencontré de cordes
« fibreuses à la région plantaire, ni aucune affection de l'a-
« ponévrose réagissant sur les orteils ; les dissections que
« j'ai pu faire ne m'ont montré comme cause de leurs
« flexions anormales qu'un raccourcissement des ligaments
« et des gaînes tendineuses sans autres altérations sensibles,
« et uniquement dû, autant qu'il m'a été permis de le
« présumer, à une vicieuse habitude dès longtemps con-
« tractée. »

Nélaton (*Pathologie chirurgicale*, 1859) pense que les déformations des orteils sont presque toujours accidentelles, et, à part les brides cicatricielles, n'admet guère d'autre cause de l'orteil en marteau que la courbure imprimée par une trop courte chaussure. Cependant, en traitant de la déviation spéciale du gros orteil, Nélaton se rectifie lui-même et parle de la rétraction concomitante des quatre orteils voisins qui, suivant son heureuse expression, « reviennent sur eux en cou de cygne. »

C'est l'explication de Malgaigne qu'adopte à son tour Richet dans son *Anatomie médico-chirurgicale* (1860). Voici les termes dont il se sert : « L'allongement des orteils ne « pouvant se faire librement, ils se ploient, et cette flexion « permanente finit par entraîner la rétraction de tous les « tissus fibreux. »

Dans l'*Anatomie chirurgicale* de B. Anger, qui date de 1869, la question du martellement des orteils n'est point abordée malheureusement, et l'on ne peut que le regretter.

On lit dans le *Traité de chirurgie* de Fano (1870), à propos de la « direction vicieuse des orteils » : « Elle « résulte le plus souvent de l'usage de chaussures trop « étroites.... Il existe aussi parfois une flexion perma- « nente des orteils, due à la rétraction de l'aponévrose « plantaire. »

Tillaux (*Anat. topogr.*, 1877) s'en tient à la rétraction musculaire (primitive ou consécutive à l'usage de chaussures trop courtes) comme cause unique des déformations de tout genre des orteils.

En somme, la question étiologique, que nous venons d'étudier historiquement, n'a guère fait de progrès depuis Roche et Sanson ; les dissections de Malgaigne, ce grand chercheur, ne sont même point parvenues à jeter sur elle le jour qu'on était en droit d'en espérer.

III.

Par l'exposé qui précède, on a pu voir que le martellement de l'orteil offre un certain nombre de variétés ; ce sont celles-ci qu'il faut reconnaître et séparer, afin d'en spécifier les causes.

Nous allons nous efforcer d'établir ces distinctions en groupant systématiquement les diverses sortes d'orteil en marteau signalées par les auteurs.

Prenons d'abord l'orteil en marteau que nous appellerons classique, celui décrit plus expressément par Boyer, Roche et Sanson, Vidal, Jarjavay ; celui qu'on a pris pour type, et le seul qui soit visé par les prescriptions officielles.

Empruntons sa description à l'Instruction ministérielle de 1877, puisque, aussi bien, cette description est celle de Boyer que Bégin transporta dans l'Instruction de 1845, et qu'ont depuis reproduite, à peu de modifications près, les Instructions de 1862 et de 1877.

« Art. 310. — Dans certains cas, la première phalange
« de l'un des orteils, et c'est ordinairement celle du troi-
« sième, se redresse sur l'os du métatarse ; en même temps,
« la deuxième et la troisième phalange s'inclinent dans une
« flexion de plus en plus marquée, de sorte que l'extrémité
« de l'orteil, dirigée en bas, appuie sur le sol dans la sta-
« tion et dans la progression. »

C'est là l'orteil en marteau qu'on rencontre communément en effet. Tous les cas de martellement d'orteil rentrent-ils dans cette description ? Non.

Déjà Malgaigne reconnaît deux variétés d'orteils en marteau « tantôt, les deux dernières phalanges sont entraînées « par la flexion sur la face plantaire, et alors l'extrémité de « l'ongle appuie sur le sol ;... d'autres fois la seconde phalange seule est fléchie du côté plantaire, la phalangette « se renversant sur la face dorsale. » (*Anatom. chirurg.*, t. II, p. 867).

Bien que cette seconde forme d'orteil en marteau soit de beaucoup plus rare que la première, nous en avons rencontré plusieurs exemples. Elle a pour caractère de couder les phalanges en Z renversé (pour abréger, nous dirons en Z). Nous en avons précisément un cas sous les yeux en ce moment chez un officier. Ce martellement en Z siège chez celui-ci symétriquement aux seconds orteils des deux pieds ; il n'est pas héréditaire, mais il serait congénital.

Le martellement de l'orteil peut résulter encore d'une ankylose, suite d'arthrite phalangienne, traumatique ou autre. Nous avons vu pour notre part quelques faits de ce genre.

Enfin, il est évident que des brides cicatricielles sous-plantaires peuvent aussi déterminer des martellements d'orteils.

Nous ne pensons pas qu'on doive admettre le martellement par adhérence des gaînes tendineuses, car « on n'observe jamais de panaris graves aux pieds. » (Paulet).

On doit de même repousser sans hésitation, avec

Malgaigne, dont la vaste expérience fait loi en anatomie pathologique chirurgicale, l'opinion qui attribue certains martellements à des rétractions de l'aponévrose plantaire donnant naissance à des brides fibreuses. On ne voit vraiment ces brides qu'à la face palmaire de la main.

Nous ne nions pas la possibilité du martellement par contracture ou rétraction musculaire des fléchisseurs des orteils, mais nous ne croyons pas qu'on ait eu l'occasion de l'observer. En effet, il nous paraît difficile que cette contracture ne porte pas sur la totalité ou sur la plus grande partie de ces masses musculaires, et l'on ne pourra jamais voir survenir sous cette influence la rétraction d'un orteil isolément.

La contracture de l'extenseur commun des orteils ne saurait davantage avoir cet effet que lui avait supposé Boyer. Ce n'est que sur le cadavre que l'on obtient la flexion d'un orteil, en tirant sur le tendon de l'extenseur qui s'y rend ; sur le vivant, le fait ne se vérifie plus, parce que l'action des interosseux intervient, en maintenant l'extension des phalanges par une association de mouvements qui leur est habituelle et tout instinctive. Il faut donc renoncer à l'hypothèse de Boyer, et l'idée d'un martellement de l'orteil par contracture de l'extenseur commun doit être abandonnée.

Il semblerait plus logique de penser que la paralysie de l'extenseur commun des orteils peut amener la flexion ou si l'on veut le martellement des phalanges ; mais il ne saurait en être ainsi puisque les véritables extenseurs des deux dernières phalanges des orteils sont, nous le savons, les interosseux dorsaux et les lombricaux. Par la section d'un tendon de l'extenseur commun ou sa paralysie (à supposer qu'elle puisse exister aussi limitée), on n'aurait qu'un abaissement de la première phalange.

Nous avons vu enfin, et nous ne l'oublions pas, que beaucoup d'auteurs regardent l'usage des chaussures trop courtes comme susceptible de déterminer l'orteil en marteau. De par la position vicieuse des orteils, il surviendrait un raccourcissement des tissus fibreux (ligaments et gaînes tendineuses). N'est-ce pas chose bien hypothétique? Passe encore si ces auteurs ajoutaient qu'il peut se produire à la longue, et ainsi l'affirment Boyer, Nélaton et Tillaux, des modifications dans les surfaces articulaires et dans leur rapports mutuels, modifications telles qu'elles rendent impossible le redressement des orteils, et cela lors même qu'on enlève toutes les parties molles. Nous retomberions au moins par analogie avec des effets connus, sur les déformations du pied chinois que nous ont fait bien connaître les travaux de nos collègues Fuzier, Bourot et Morache (*Mémoires de médecine militaire.* — 3e série, t. VII, IX et XI).

Mais nous savons aussi au prix de quelles pratiques prolongées et méthodiquement conduites, on obtient ces déformations. Ici pareil résultat est-il admissible? on nous permettra d'en douter.

Bref, nous avouons notre incrédulité vis-à-vis de l'action toujours passagère, partant toujours insuffisante, de chaussures trop courtes comme cause des martellements d'orteils.

Nous n'en dirons pas autant de l'action des chaussures trop étroites. On verra plus loin qu'elle pourrait être parfois regardée comme la cause, indirecte il est vrai, de l'orteil en marteau.

Un certain nombre des chirurgiens dont nous avons relevé l'opinion, l'ont pensé aussi. Cependant, on ne saurait se montrer absolument affirmatif à cet égard, car il ne semble pas que ces auteurs se soient attachés à établir une distinction bien nette entre les expressions : chaussures trop courtes et chaussures trop étroites.

IV.

Quatre sortes de martellements d'orteils peuvent donc être considérées comme existant réellement, et se présentent dans la pratique :

1º L'orteil en marteau classique de Boyer ;

2° L'orteil en marteau en Z de Malgaigne ;

3° L'orteil en marteau par ankylose phalangienne ;

4° L'orteil en marteau par cicatrice vicieuse.

Les deux dernières formes sont d'origine externe ; elles sont toujours acquises et sont les suites d'accidents tangibles.

Elles se définissent par leurs causes, et nous n'insisterons ni sur le mécanisme de leur développement, ni sur leur symptomatologie ; la suite nous démontrera bientôt qu'ils ne constituent pas des orteils en marteau vrais, et qu'ils n'ont de ces orteils que l'apparence. Ce sont des lésions pathologiques définitives.

Il n'en est plus de même des deux premières formes qui sont ou congénitales ou acquises, et qui, dans ces deux cas, tirent leur origine, non plus de traumatismes extérieurs, mais de maladies internes.

L'orteil en marteau de Boyer, l'orteil en marteau de Malgaigne, qu'ils soient congénitaux ou acquis, sont la suite de processus morbides ayant pour siège les muscles ou les nerfs.

Boyer, Roche et Sanson, Syme, Dieffenbach, Pétrequin, Tillaux, ont entrevu la véritable cause de l'orteil en marteau classique, lorsqu'ils en ont rattaché la pathogénie à une action musculaire ; mais, là où ils voient une rétraction musculaire permanente, une contracture, c'est, au contraire, d'une paralysie qu'il s'agit. Nous allons le faire voir.

On désigne sous le nom de *main en griffe* et de *griffe pied creux*, des attitudes pathologiques, c'est l'appellation adoptée et consacrée aujourd'hui, représentant, en effet, de véritables griffes de la main ou du pied. — Duchenne de Boulogne a démontré que cette attitude en griffe se produisait lorsqu'il y avait affaiblissement, paralysie ou atrophie des muscles interosseux. D'après ce que nous savons de l'action des muscles dont les interosseux sont les antagonistes naturels, cet affaiblissement amène, en effet et à la fois, le renversement de la première phalange et la flexion des deux dernières.

Or, reportons-nous aux termes mêmes de la description de l'orteil en marteau classique. — Qu'y lisons-nous ? Redressement en arrière de la première phalange sur le métatarse, et en même temps, flexion marquée de la deuxième et de la troisième. — Mais qu'est-ce que cela, sinon une griffe limitée à un orteil ?

Dès lors on ne peut se refuser à admettre que cette griffe ne soit justiciable des mêmes causes que ses congénères, c'est-à-dire de la paralysie des interosseux, de leur atrophie, à tout le moins de leur affaiblissement.

A proprement parler, l'orteil en marteau classique est donc un *orteil en griffe*.

Nous sommes plus embarrassés, nous ne devons pas le cacher, pour saisir l'étiologie de l'orteil en Z. — Nous ne pouvons concilier le redressement de la troisième phalange avec l'idée d'une paralysie des interosseux dorsaux, — une paralysie isolée d'un des tendons fléchisseurs ne serait pas explicable, force nous est bien d'en revenir avec Boyer à la supposition d'une contracture; non plus d'une contracture portant sur un seul tendon de l'extenseur commun, mais d'une contracture siégeant sur un des faisceaux isolés, soit des interosseux dorsaux, soit des lombricaux. C'est en permanence, ce retrait, ce tassement des phalanges (qui n'est pas du tout une flexion ordinaire) que nous avons décrit comme une association de mouvements spontanée, appartenant en propre aux orteils ; c'est l'attitude physiologique en Z, ne pouvant se passer de l'intervention des interosseux dorsaux, devenu, par la contracture de ces muscles, une attitude pathologique, l'orteil en Z.

Le martellement des orteils par ankylose ou par cicatrice, n'a rien de commun avec les attitudes pathologiques dont nous connaissons maintenant les causes. Ces martellements n'ont de l'orteil en marteau que l'apparence éloignée ; ils consistent en la simple flexion, permanente, mécanique, cadavérique pourrait-on dire, d'une phalange sur une autre.

L'Instruction officielle de 1877, reproduction de celles de 1845 et de 1862, nous l'avons dit, dans sa description de l'orteil en marteau, copiée sur le texte de Boyer, indique naturellement avec cet auteur le troisième orteil comme le siège le plus habituel de l'attitude en griffe. Nous pensons que c'est une erreur. — Pétrequin, puis Malgaigne, si exact dans ces sortes de questions, indiquent, au contraire, le second orteil comme celui qui présente le plus fréquemment le martellement.

Nos souvenirs confirmeraient cette opinion, et ce paraît être aussi l'avis intéressé des simulateurs de l'Eure ou de ceux qui les ont mutilés, puisque tous avaient choisi le second orteil pour y pratiquer leurs opérations.

Dans ses « Considérations sur les Infirmités causes d'exemption dans la Vendée, en 1863 », M. Lèques signale un cas d'exemption par martellement d'orteil, et c'est au deuxième orteil gauche qu'il l'a rencontré. — C'est le seul renseignement de ce genre que nous ayons pu relever (*Mém. Méd. mil.*, — 3e série, t. XII) et c'est pourquoi nous le citons.

On a donné de cette prédilection une raison anatomique : l'exubérance de longueur du second orteil ; c'est l'avis de ceux qui acceptent la possibilité du martellement d'orteil, par le refoulement dû à des chaussures trop courtes. On en peut proposer une explication physiologique : l'action des chaussures trop étroites, tassant les diverses parties du pied autour de son axe. Comme on le sait, au pied, cet axe passe par le deuxième orteil (à la main, il passe par le médius), et l'on comprend que les interosseux de ce second orteil, plus spécialement comprimés, voient leur action paralysée, soit temporairement, soit même définitivement. — C'est au moins ce que feraient supposer les dires de quelques individus, car chez eux, prétendent-ils, le martellement d'orteil ne se manifeste ou n'amène une gêne douloureuse en s'exagérant, que lorsqu'ils ont les pieds serrés par leur chaussure.

Nous manquons de renseignement sur la fréquence de l'orteil en marteau. Il n'existe pas, comme pour les hernies, les pieds plats, etc. (Boudin, *Géog. médicale*), de travaux statistiques sur ce sujet. Les Comptes rendus du Recrutement se prêtent fort mal à ce genre de recherches, puisque le chevauchement et le martellement d'orteil y sont confondus dans une même colonne.

J'ai retrouvé dans mes notes quelques chiffres qui peuvent donner une idée approximative de cette fréquence observée dans les tournées de révision ; les voici :

En 1868 (Vendée, garde mobile), sur 1,746 inscrits, 3 cas.

En 1873 (Ardennes), sur 2,419 inscrits, 4 cas.

En 1874 (Ardennes), sur 2,483 inscrits, 4 cas.

Au total : 1,65 pour 1,000 hommes.

En 1874 (arrondissement de Reims), sur les hommes de 12 classes appartenant à l'armée territoriale, je n'ai rencontré que 5 cas d'orteil en marteau.

Mais il n'est question là que des martellements ayant nécessité ou l'exemption ou le classement dans le service auxiliaire. — Il faut tenir compte d'un certain nombre de cas jugés non incompatibles avec le service militaire, et qui, par suite, ne figurent pas sur les notes que je prenais en séance.

L'orteil en marteau n'a pas toujours, en effet, la même gravité. C'est à juste titre que la loi n'étend le bénéfice de l'exemption qu'aux seuls cas à peu près dans lesquels il y a *marche sur l'ongle*.

Nous rencontrons journellement dans l'armée, chez nos soldats, des martellements légers qui n'entravent nullement la marche, et dont parfois les hommes ne soupçonnent pas l'existence.

A côté de ces cas, il en existe d'autres où les saillies de l'orteil sont la cause de vives douleurs dues à leur compression entre les parois opposées de la chaussure, où ces saillies deviennent le siège de plaies, d'ulcérations rebelles, de phlegmons répétés des bourses séreuses adventices que le frottement développe sous les durillons, où, enfin, l'extrémité de l'ongle portant sur le sol s'use et reste saignante. L'orteil en Z est la source des mêmes accidents, à part le dernier bien entendu.

Devant ces complications, on comprend les opérations graves réclamées par les patients ; on s'étonne moins de l'accord des chirurgiens qui, consultés par des clients affligés de pareils maux, obligés de les en débarrasser à tout prix, ont eu recours aux moyens extrêmes, la section, l'excision des tendons, l'amputation partielle, voire la désarticulation de l'orteil.

Dans ces conditions, on comprend que l'exemption soit de rigueur.

Pour chercher à obtenir la guérison de l'orteil en marteau, Boyer a pratiqué la section du tendon de l'extenseur commun, puis l'excision d'une portion de ce tendon. Ce n'était pas remédier au mal, car la rétraction de l'extenseur n'existe que secondairement. En présence de la paralysie des interosseux dorsaux, les fléchisseurs restaient contractés passivement pour leur compte; aussi Boyer en était-il arrivé à faire l'amputation de l'orteil en désespoir de cause.

C'est directement à ces tendons fléchisseurs que se sont adressés Dieffenbach et Syme ; ils en ont fait la ténotomie. Mais sans grand succès encore, car il ne paraît pas facile de couper le double tendon des fléchisseurs, enfoui sous le coussin adipo-graisseux de la plante du pied; et puis aussi on ne combattait pas le renversement de la première phalange que maintenait l'intégrité de l'extenseur commun.

La réunion des deux procédés ci-dessus est une expérience à tenter, sans se faire illusion sur sa portée cependant.

Vidal, Jarjavay, Nélaton ont attribué avec raison les quelques succès obtenus par la ténotomie à l'application des appareils orthopédiques dont on faisait suivre l'opération.

Quelques auteurs laissent même entendre qu'on pourrait

se contenter de l'orthopédie, longtemps et méthodiquement
employée, pour combattre le martellement d'orteil, il faudrait s'attendre le plus souvent à un échec, à moins qu'on
n'ait affaire à l'orteil en Z, où il s'agit d'une contracture.

Nous proposerions d'introduire l'électrothérapie dans le
traitement de l'orteil en griffe et de l'orteil en Z à leur début.
Le premier réclamerait l'emploi des courants faradiques,
tandis que le second nécessiterait l'usage des courants continus dirigés sur les muscles interosseux. On s'adresserait
ainsi dans les deux cas à la modalité fonctionnelle troublée
dans ces muscles, et, en résumé, c'est elle qu'il faut atteindre.

Lorsque tout a échoué, ou si l'on ne croit pas devoir essayer les moyens que nous venons de passer en revue, l'amputation d'une partie de l'orteil, et mieux, la désarticulation
de celui-ci en totalité, constituent une dernière ressource
devant laquelle beaucoup de chirurgiens n'ont pas reculé.
Si l'on veut bien se rappeler les déformations osseuses qui
se produisent peu à peu dans les déviations articulaires, on
comprend que, dans la plupart des cas, c'est la seule
opération rationnelle à tenter.

Nous avons déjà cité la conduite de Boyer; Dupuytren l'a
imitée, et de nos jours Malgaigne, Tillaux, ont suivi les
exemples donnés par ces maîtres illustres. Généralement,
l'opération est exempte d'accidents consécutifs graves; on
aurait tort de croire qu'elle n'en peut avoir, et ce n'est
point sans motif que Vidal parle de suites mortelles pos-

sibles dans ces amputations, et que Nélaton déconseille formellement d'avoir recours à celle-ci.

Un mot enfin sur la simulation de l'orteil en marteau, et nous avons terminé.

A peine entrevue, à peine signalée, peut-on dire, elle était plutôt soupçonnée qu'admise.

Dans le grand *Dictionnaire en* 60 *volumes* (1821), Percy et Laurent, à l'article « Simulation », se bornent à dire qu'on peut déformer les orteils à l'aide de sabots ou de souliers trop étroits, ou encore en attachant ensemble le premier et le troisième orteil (Remarquons, en passant, que ce moyen a pour but de simuler une déviation du second orteil, et que, par conséquent, cette déviation est bien regardée comme la plus ordinaire). C'est seulement à propos des maladies simulées des doigts, qu'ils nous apprennent qu'on a vu imiter la contracture de ceux-ci en les maintenant longtemps fléchis par un bandage approprié, et que, pour donner à cette prétendue contracture l'apparence de la réalité, on y surajoute une cicatrice provoquée par une plaie ou par une brûlure.

Boisseau (*Des Maladies simulées*, 1870) signale aussi la possibilité de provoquer artificiellement l'orteil en marteau, « en maintenant un orteil dans cette vicieuse position. » Le fait n'est pas niable ; ce serait long, mais ce ne serait qu'une affaire de temps et de patience. L'exemple des Chinois nous prouve surabondamment qu'on y arriverait à coup sûr chez de jeunes sujets.

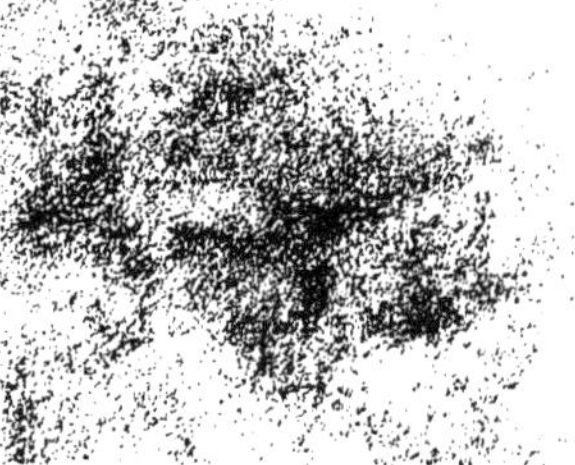

Ceux qui ont instruit, assisté ou opéré les simulateurs démasqués par M. Emery-Desbrousses et par nous ont été plus habiles et plus hardis. Il serait difficile de se refuser à croire qu'ils possédassent des connaissances médicales. Certainement ceux qui ont institué les deux procédés de martellement utilisés dans le département de l'Eure avaient lu et étudié soigneusement Roche et Sanson. En revanche, si Boyer ne leur était pas inconnu, ils ne l'avaient que peu compris et médité, car ils ont cru pouvoir créer l'orteil en marteau. En cela ils se sont trompés et ils ont induit leurs clients en erreur : ils ne pouvaient obtenir que des incurvations, des flexions forcées d'un orteil, et non pas ces attitudes compliquées qui sont le caractère pathognomonique de l'orteil en griffe.

Quoi qu'il en soit de la valeur scientifique de ces procédés, apprécions leurs résultats au point de vue du but poursuivi par leurs inventeurs.

Des deux procédés employés, celui de la section du tendon de l'extenseur commun nous semble insuffisant. Les véritables extenseurs des deux dernières phalanges, et à tous le moins de la troisième, sont les interosseux dorsaux et le lombrical correspondant. Ceux-ci étant intacts, la flexion de l'orteil doit être forcément des plus incomplètes, et il serait probablement inutile de chercher à baser sur une pareille flexion une demande d'exemption du service militaire.

Le procédé, plus répandu, de la bride cicatricielle sous-plantaire mène sûrement à l'exemption cherchée ; mais par contre, aujourd'hui il ne faudra plus espérer dissimuler la cicatrice. Il restera à en expliquer l'origine, et le rôle à remplir par le simulateur ne sera pas commode en face d'un médecin prévenu. Le dessous de l'orteil est un point peu vulnérable ; il est protégé par des parties saillantes ; une brûlure, une blessure les atteindraient forcément en même temps. Puis la cicatrice sera trop régulière, trop bien placée en travers ; elle se prolongera sur les côtés de l'orteil ; elle sera trop étroite pour une brûlure, trop épaisse pour une blessure par instrument tranchant ; elle sera trop récente pour l'âge qu'on lui voudrait attribuer, etc., etc.

Et les simulateurs ont si bien senti les difficultés inextricables dans lesquelles ils risquaient de s'engager en supposant un accident, qu'ils ont toujours présenté leur martellement d'orteil comme congénital.

Obligés de changer de tactique, ils apprendront à leurs dépens « qu'un médecin instruit est bien difficilement victime de la fraude la mieux combinée » (Boisseau, *Lettre à Michel Lévy*, op. cit.).

CONCLUSIONS.

I. Il convient de distinguer entre l'orteil en marteau et le martellement d'un orteil : le premier est une attitude pathologique compliquée; le second consiste en la simple flexion en crochet d'un orteil.

II. Il existe deux sortes d'orteil en marteau qui diffèrent par leur cause et par leur aspect :

1° L'orteil en marteau classique de Boyer, orteil en col de cygne de Nélaton, ou mieux, orteil en griffe ;

2° L'orteil en Z renversé de Malgaigne ou orteil en mouvement de sonnette.

III. Il n'a été observé de façon certaine que deux formes de martellement d'orteil, distinctes seulement par leur cause :

1° Le martellement par ankylose phalangienne ;
2° Le martellement par bride cicatricielle.

IV. On ne peut simuler l'orteil en marteau, soit en griffe, soit en Z ; quand il se présente avec ces caractères, on peut l'accepter comme véritable et appuyer une demande d'exemption.

V. On a provoqué le martellement d'un orteil ; trois procédés ont été employés pour obtenir ce résultat.

1° Immobilisation prolongée d'un orteil dans la position voulue ;

2° Section d'un tendon de l'extenseur commun des orteils ;

3° Création d'une bride cicatricielle sous la face plantaire d'un orteil.

VI. Le but poursuivi en provoquant le martellement, l'exemption du service militaire, n'a été atteint sûrement que par le dernier procédé seul.

VII. Le médecin expert devra rechercher avec soin la présence de cicatrices dans la région des orteils.

VIII. L'existence d'une cicatrice et la discussion des causes qui lui ont donné naissance ou, au contraire, la dissimulation de cette cicatrice, serviront à prouver la mutilation volontaire de l'orteil.

Paris. — Imprimerie de J. DUMAINE, rue Christine, 2.

PARIS. — IMPRIMERIE J. DUMAINE, RUE CHRISTINE, 2.